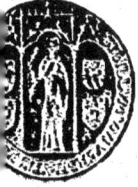

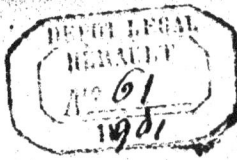

Docteur J.-N. CHIPCOVENSKY

De la Pleurotomie

avec

Résection costale primitive

MONTPELLIER

GUSTAVE FIRMIN ET MONTANE.

DE LA

PLEUROTOMIE

AVEC

RÉSECTION COSTALE PRIMITIVE

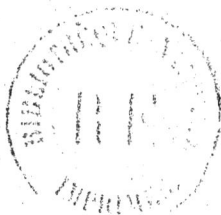

PAR

J.-N. CHIPCOVENSKY

DOCTEUR EN MÉDECINE

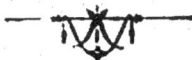

MONTPELLIER

G. FIRMIN et MONTANE, IMPRIMEURS DE L'UNIVERSITÉ

Rue Ferdinand-Fabre et Quai du Verdanson

—

1901

PERSONNEL DE LA FACULTÉ

MM. MAIRET (✻) . . . . Doyen
FORGUE . . . . Assesseur

Professeurs

Hygiène . . . . MM.	BERTIN-SANS (✻)
Clinique médicale	GRASSET (✻).
Clinique chirurgicale	TEDENAT.
Clinique obstétric. et gynécol	GRYNFELTT.
— — ch. du cours, M. Puech.	
Thérapeutique et matière médicale. . . .	HAMELIN (✻).
Clinique médicale	CARRIEU.
Clinique des maladies mentales et nerv.	MAIRET (✻).
Physique médicale	IMBERT
Botanique et hist. nat. méd.	GRANEL.
Clinique chirurgicale	FORGUE.
Clinique ophtalmologique	TRUC.
Chimie médicale et Pharmacie	VILLE.
Physiologie	HEDON.
Histologie	VIALLETON.
Pathologie interne	DUCAMP.
Anatomie	GILIS.
Opérations et appareils	ESTOR.
Microbiologie	RODET.
Médecine légale et toxicologie	SARDA.
Clinique des maladies des enfants	BAUMEL.
Anatomie pathologique	BOSC

Doyen honoraire : M. VIALLETON.
Professeurs honoraires : MM. JAUMES, PAULET (O. ✻).

Chargés de Cours complémentaires

Accouchements . . . . MM.	VALLOIS, agrégé.
Clinique ann. des mal. syphil. et cutanées	BROUSSE, agrégé.
Clinique annexe des mal. des vieillards. .	VIRES, agrégé.
Pathologie externe	IMBERT L., agrégé.
Pathologie générale	RAYMOND, agrégé.

Agrégés en exercice

MM. BROUSSE	MM. PUECH	MM. RAYMOND
RAUZIER	VALLOIS	VIRES
LAPEYRE	MOURET	IMBERT
MOITESSIER	GALAVIELLE	BERTIN-SANS
De ROUVILLE		

M. H. GOT, *secrétaire.*

Examinateurs de la Thèse

MM. ESTOR, *président.*	MM. PUECH, *agrégé.*
BOSC. *professeur.*	IMBERT, *agrégé.*

La Faculté de Médecine de Montpellier déclare que les opinions émises dans les Dissertations qui lui sont présentées doivent être considérées comme propres à leur auteur : qu'elle n'entend leur donner ni approbation, ni improbation

A LA MÉMOIRE DE MON PÈRE

ET DE MON FRÈRE

A MA MÈRE

J.-N. CHIPCOVENSKY.

A MES FRÈRES ET A MES SŒURS

A MONSIEUR LE DOCTEUR L. IMBERT

PROFESSEUR-AGRÉGÉ A LA FACULTÉ DE MÉDECINE
DE MONTPELLIER

J.-N. CHIPCOVENSKY.

INTRODUCTION

A la suite d'un cas d'empyème traité avec succès par la pleurotomie avec résection costale primitive, que nous avons observé, au mois de septembre 1900, dans le service de M. le professeur Tédenat, suppléé alors par M. L. Imbert, agrégé, nous avons eu l'idée d'étudier cette question et d'en faire l'exposé dans notre thèse.

Il existe deux modes principaux de pleurotomie : pleurotomie simple, ou incision de la plèvre au niveau d'un espace intercostal, et pleurotomie avec résection costale primitive, qui consiste à pratiquer la résection partielle d'une côte et à ouvrir la plèvre à travers la brèche osseuse obtenue. Ces deux opérations poursuivent le même but dans le traitement de l'empyème, c'est-à-dire, l'évacuation de l'épanchement pleural et le drainage de la plèvre.

Il faut distinguer la résection primitive de la résection secondaire, ou opération d'Estlander. La première est uni-costale, partielle, et ne vise que l'évacuation et le drainage ; la seconde est pluri costale, étendue, et son but essentiel est l'affaissement de la paroi thoracique.

La question de la nécessité de la résection costale primitive dans l'empyème a été l'objet de beaucoup de discussions et l'accord est encore incomplet. C'est surtout dans les empyèmes récents, non compliqués de rétraction thoracique et de rétrécissement de l'espace intercostal qu'on ne s'entend pas.

Il ne s'agit pas de savoir si, à la suite d'une résection costale primitive, l'empyème a guéri; mais il importe d'établir la nécessité ou l'utilité de cette résection en se basant sur le nombre plus grand des cas guéris et sur la durée moindre du traitement. Nous nous efforcerons de montrer que cette opération est supérieure et préférable à la pleurotomie simple dans tous les cas, chez l'enfant comme chez l'adulte.

Les auteurs tels que Schède, Kœnig, Runeberg, Wagner, Beke, Ferrier, Boisson, se déclarent partisans convaincus de la résection dans tous les empyèmes indistinctement.

D'autres, comme Godlee, Batlen, Berg, Pitts, la pratiquent toujours chez l'enfant.

A notre appui, nous avons les résultats de ces auteurs.

Notre travail comprendra quatre chapitres :

Dans le premier, nous exposerons l'historique de la question;

Dans le second, nous décrirons brièvement l'opération ;

Dans le troisième chapitre, nous parlerons des avantages de la résection et de ses résultats ;

Enfin, dans le dernier, nous publions deux observations qui nous sont personnelles.

Nous sommes heureux de l'occasion qui nous est offerte

d'exprimer notre profonde gratitude aux Maîtres de la Faculté de Médecine de Montpellier.

Nous tenons particulièrement à remercier notre Maître, M. le professeur-agrégé L. Imbert, pour les renseignements qu'il nous a donnés au sujet de notre thèse et de l'intérêt qu'il a apporté à sa rédaction.

Que M. le professeur Estor veuille bien accepter l'hommage de notre reconnaissance pour le grand honneur qu'il nous a fait en acceptant la présidence de notre thèse.

DE

LA PLEUROTOMIE

AVEC

RÉSECTION COSTALE PRIMITIVE

CHAPITRE PREMIER

HISTORIQUE

L'histoire de la pleurotomie avec résection costale primitive n'est pas très ancienne. Cette opération était connue avant qu'il ne fût question de la résection secondaire et pluri-costale de l'empyème chronique.

C'est Roser qui, le premier, en 1865, a entrevu la possibilité et les avantages de la résection primitive dans la pleurésie purulente et.ce n'est qu'en 1878 que l'opération fut proposée au congrès des chirurgiens allemands par Kœnig. En 1881, Gerhardt et Baginsky, qui connaissaient ses avantages dans l'empyème infantile, la portèrent à la tribune du congrès international de Londres. Wagner et Billroth, de leur côté, pratiquent la résection primitive et estiment que,dans tous les empyèmes, même chez l'adulte, cette opération est bien préférable à la simple incision au niveau d'un espace intercostal (pleurotomie simple).

Dès lors, le nombre de ses partisans augmenta rapidement et l'opération s'est vite répandue en Allemagne, en Amérique et en Angleterre. Schède, par son importante statistique, apporta un argument très sérieux en faveur de la pleurotomie avec résection costale primitive,

En France, l'opération resta plus longtemps inconnue. Berger, en 1883, la mentionne simplement dans son rapport à la Société de chirurgie de Paris. Un an après, Lucas-Championnière tenta la résection costale primitive pour la première fois ici. Le résultat fut heureux et il en devint partisan. Bouveret, dans son *Traité de l'empyème,* de 1888, lui consacre quelques bonnes pages et reconnaît qu'elle est préférable à la pleurotomie simple dans beaucoup de cas. Peyrot est du même avis, tandis que Debove et Courtois-Suffit ne la mentionnent même pas dans leurs écrits. Vargas, Boisson, Ferrier, en 1895, ont essayé de montrer ses avantages ; Broca et Jalaguier la pratiquent toujours chez l'enfant. Plus récemment, Cestan (professeur-agrégé à la Faculté de médecine de Toulouse), dans son livre : *Thérapeutique des empyèmes,* fait une étude d'ensemble de la question et conclut en faveur de la résection costale primitive, qui est le traitement le plus sûr et le plus logique de l'empyème.

CHAPITRE II

L'OPÉRATION

Nous serons bref et n'insisterons que sur certains points importants.

On peut décrire quatre temps à l'acte opératoire.

I. *Incision des téguments.* — Le malade est anesthésié (anesthésie générale ou locale). Après une ponction exploratrice qui confirme la présence du pus au point choisi, faire une incision de 8 à 10 centimètres sur le trajet de la côte qu'il s'agit de réséquer, à égale distance de ses deux bords. Elle intéresse toutes les parties molles jusqu'à l'os.

Le siège de cette incision a donné lieu à beaucoup de discussions. Voici d'abord les incisions qui ont été recommandées :

Kœnig incise au niveau de la quatrième côte, sur la ligne axillaire moyenne ;

Beck incise au niveau de la sixième côte, sur la ligne axillaire antérieure ;

Batten et Holst incisent au niveau de la huitième côte, rarement sur la septième et la neuvième côte ;

Godlee attaque la neuvième côte, au point correspondant à l'angle de l'omoplate ;

Aufrecht choisit la côte qui rase la pointe de l'omoplate lorsque le bras est rapproché du tronc ;

Schutz et autres incisent très en arrière, entre l'angle de l'omoplate et le rachis.

Il faut, avant tout, choisir la côte et puis un point de cette côte qui assure l'écoulement libre des sécrétions pleurales (nous parlons de la résection de choix).

L'épanchement purulent, sauf en cas d'empyème enkysté, est répandu dans toute ou une grande partie de la cavité pleurale et s'accumule à sa partie postéro-inférieure. Théoriquement, il faudrait inciser très bas (au moins sur la onzième côte), et très en arrière, au point le plus déclive de la cavité pleurale, au moins dans le décubitus dorsal, qui, pour certains auteurs, est la position habituelle de l'opéré. Mais une incision pratiquée très bas expose à la blessure du diaphragme, du péritoine et des viscères abdominaux, principalement lorsqu'il existe des adhérences costo-diaphragmatiques. D'autre part, l'incision qui dépasse le bord du grand dorsal intéresse une épaisse et saignante couche musculaire, crée une plaie profonde et plus incommode. Elle est d'une exécution malaisée, gêne le décubitus et le drainage. Puis, il n'y a aucun avantage de dépasser le bord du grand dorsal, puisque l'opéré ne garde pas le décubitus dorsal, comme le veulent Chapman et Griffith. Au début, il est légèrement tourné sur le côté (Erischen) ou demi-assis dans son lit (Lagrange) ; au bout de quelques jours, il commence à s'asseoir complètement et à se lever. La déclivité maxima varie avec les positions de l'opéré ; elle n'est plus à la partie postérieure, mais à la partie moyenne et antérieure de la cavité pleurale (de la côte choisie). Il faut donc trouver un point déclive qui soit favorable à l'écoulement des sécrétions pleurales, à la fois dans la position horizontale et la situation verticale du malade. D'après les recherches de Godlee, Delagénière et ceux de Cestan (de Toulouse), ce point se trouve au niveau de la neuvième ou dixième côte, sur la ligne axillaire postérieure. C'est là qu'il faut inciser les parties molles et, de préférence, au niveau de la neuvième côte, qui expose moins à la blessure du diaphragme.

En résumé, le point d'intersection de la neuvième côte avec la ligne axillaire postérieure est le lieu d'élection pour l'incision dans la résection costale primitive.

II. *Décollement du périoste. Résection.* — Inciser le périoste et, avec la rugine, qui reste toujours au contact avec le tissu osseux, le détacher de la face externe, puis de la face interne de la côte. On dénude ainsi un segment costal de 5 à 6 centimètres, qu'on enlève par deux ou trois coups secs de costotome. Le faisceau vasculo-nerveux intercostal est sûrement respecté par la résection sous-périostée, et c'est là son principal avantage.

III. *Incision de la plèvre. Évacuation du pus.* — Au fond de la plaie, est la plèvre pariétale, couverte par le périoste postérieur. Avec précaution, on fait une incision au milieu de l'empreinte laissée par le segment costal réséqué et dans toute la longueur de la plaie. Incliner légèrement le malade du côté opéré pour favoriser l'écoulement du pus. A ce moment, M. Beck pratique la pleurostomie (suture de la plèvre à la peau) pour éviter l'infiltration de la paroi thoracique et pour rendre la plaie béante.

Est-il nécessaire de faire régulièrement un lavage de la plèvre après l'évacuation du pus?

En général, on reconnaît l'utilité de ce lavage. Immédiatement après l'incision de la plaie, un lavage aide considérablement la sortie du pus et favorise l'expulsion des fausses membranes ; il n'est pas nuisible, mais il est néanmoins vrai que l'empyème guérit aussi bien sans aucun lavage de la plèvre. Runeberg et Schède, entre autres, pensent qu'il vaut mieux le supprimer dans les cas ordinaires. Ce lavage n'est réellement utile que lorsque le pus est épais, grumeleux, riche en parties solides, ou lorsqu'on a affaire à un empyème putride. Dans le premier cas, il favorise l'évacuation; dans le second, il désinfecte la plèvre.

IV. *Drainage et pansement.* — Deux très gros drains solidement fixés à la paroi assurent le drainage de la plèvre.

Le pansement est formé de gaze iodoformée doublée d'une épaisse couche de ouate hydrophile et fixée par un bandage de corps.

La résection costale primitive vise principalement le drainage de la cavité pleurale. En effet, un drainage large et suffisant est toujours nécessaire tant que l'écoulement purulent persiste. Pour le réaliser, des drains de gros calibre, à peu près du volume du petit doigt (13 à 15 millimètres de diamètre), sont indispensables. La place ne manque pas, la résection nous la donne largement sans craindre la compression de ces drains par les côtes voisines. Le drainage, comme l'évacuation, sont également bien assurés par la résection costale primitive et nous verrons que la pleurotomie simple lui est inférieure à ce point de vue, surtout chez l'enfant.

La longueur des drains est discutable.

Les uns se servent de drains fort longs (8, 10, 12 cenlimètres) qu'ils raccourcissent peu à peu (Morison, Chapman); les autres les préfèrent aussi courts que possible (4, 5, 6 centimètres, Cautley, Walther). Les drains trop longs, sans mieux assurer l'écoulement du pus, irritent inutilement la plèvre et empêchent la cicatrisation de la cavité pleurale (Moutard-Martin). Il est donc préférable qu'ils soient courts.

Quand faut-il supprimer les drains?

Schède et Comby sont d'avis de les supprimer quand il n'existe plus aucun écoulement. Cette règle souffre exception.

Runeberg, Cautley, Erichen et autres, redoutant par une prolongation excessive d'entretenir les sécrétions pleurales, abrègent le drainage au maximum. Simon rapporte deux cas où la guérison n'était survenue qu'après la suppression des drains. Beaucoup veulent les supprimer aussitôt que l'écoulement devient séreux.

Il n'est pas prudent d'enlever les drains avant que la suppuration soit tarie; mais si elle persiste en même temps que l'état général est bon, si l'écoulement n'est pas fétide, on peut sans danger, au bout de un ou un mois et demi, retirer les drains. Dans la majorité des cas, au bout de 30 à 40 jours, les sécrétions pleurales sont taries ou tout au moins très modifiées.

Quant aux soins post-opératoires, il n'y a rien de spécial à signaler.

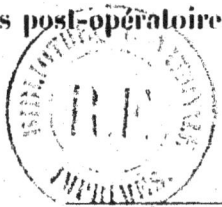

2

CHAPITRE III

I. — AVANTAGES DE LA PLEUROTOMIE AVEC RÉSECTION COSTALE PRIMITIVE
II. — RÉSULTATS

Quand un épanchement purulent se forme dans la plèvre, ses deux feuillets s'écartent l'un de l'autre et la cavité qu'ils délimitent est plus ou moins vaste suivant que l'épanchement est plus ou moins abondant. La collection purulente engendre des troubles différents, les uns d'ordre mécanique, les autres infectieux. Lorsque le pus est assez abondant, sa tension produit une déformation thoracique ; le poumon est refoulé vers la colonne vertébrale, le diaphragme est abaissé.

Au début, les altérations sont à peine appréciables ; mais si l'empyème n'est pas traité, la longue suppuration produit des altérations graves du côté de la plèvre et du poumon. La plèvre viscérale s'épaissit et coiffe le poumon d'une calotte de fausses membranes épaisses et inextensibles. L'inflammation, en suivant probablement les voies lymphatiques, pénètre dans le poumon et y développe une pneumonie chronique scléreuse. Sous l'influence des fausses membranes pariétales, les parois thoraciques se déforment, les côtes s'imbriquent, les espaces intercostaux se rétrécissent. Le pus peut se faire jour au dehors par différentes voies et notamment par les bronches (vomiques) ou à travers un espace intercostal ; cette dernière voie se rencontre plus souvent. Nous sommes ainsi arrivés à une cavité suppurante avec une fistule pleuro-bronchique ou pleuro-cutanée. L'empyème est devenu chronique. Les symptômes de la cachexie suppurative (fièvre vespérale, diarrhée, sueurs nocturnes abondantes, etc.) ne tardent pas à apparaître et se terminent par la mort.

Comment guérit l'empyème ?

Une pleurésie purulente ne peut guérir qu'à condition de combler la cavité suppurante après l'évacuation du pus, en d'autres termes, à condition d'amener en contact les deux feuillets de la plèvre.

Dans les empyèmes récents, après la sortie du pus, les parois thoraciques, qui étaient refoulées, reviennent d'abord, puis, le poumon expansible se dilate peu à peu et reprend sa place habituelle. Grâce à cette dilatation du poumon, les feuillets de la plèvre s'accolent et oblitèrent la cavité suppurante. Tel est le mécanisme simple de la guérison quand les organes thoraciques ne sont pas altérés.

Mais il n'en est pas de même dans les empyèmes chroniques. A cause des néo-membranes pleurales qui l'enserrent et grâce à la pneumonie chronique scléreuse qui lui a fait perdre une grande partie de son élasticité, le poumon ne peut pas faire son mouvement d'expansion. Après une simple évacuation du pus, la cavité suppurante persistera toujours et, pour la combler, il faut ou bien dégager le poumon des fausses membranes qui le compriment, ou bien mobiliser pour affaisser les parois thoraciques par l'opération d'Estlander. Ces opérations sont graves et exigent l'intervention du chirurgien.

De ce que nous avons dit jusqu'ici, résulte la nécessité d'une intervention hâtive qui ne donne pas le temps aux altérations de se produire. Quand on a constaté la présence d'une collection purulente dans la cavité pleurale, il est de toute nécessité de lui donner issue le plus tôt possible. L'évacuation doit être complète, sans quoi l'accolement des feuillets de la plèvre est impossible. Mais cela ne suffit pas ; la suppuration ne s'arrête pas et si l'écoulement continu des sécrétions pleurales n'est pas assuré, la collection se reproduit. Ceci nous amène à dire que, dans le traitement de l'empyème, le rôle du drainage est important et qu'il y est toujours indispensable.

Le but de l'intervention dans l'empyème est de donner issue complète à toutes les parties solides et liquides de l'exsudat pleural et d'assurer l'écoulement libre des sécrétions purulentes au cours du traitement post-opératoire par un bon drainage. Dans ces conditions seulement, l'expansion du poumon et la cicatrisation de la cavité suppurante (le comblage) sont sûrs et rapides.

De quels moyens dispose le chirurgien pour remplir ces indications ?

Les principaux traitements dont on dispose à l'égard des suppurations pleurales sont la thoracentèse, la pleurotomie simple et la résection costale primitive. La thoracentèse est une excellente manœuvre, en cas d'urgence, pour parer à des accidents cardio-pulmonaires imminents dans les épanchements trop abondants, mais elle ne peut pas être considérée comme une méthode définitive de traitement. La majorité reconnaît aujourd'hui que c'est une opération infidèle et inefficace. Elle n'a donné que des insuccès. « Une méthode qui, chez l'adulte, donne plus de 20 0/0 de morts et 25 0/0 d'insuccès ; chez l'enfant 13 0/0 de décès et 61 0/0 d'échecs, est condamnée comme

méthode générale » (Cestan). « Exception faite de certains
cas particuliers, elle reste médiocre et dangereuse…», doit
céder le pas aux traitements reconnus plus efficaces.

Dans les empyèmes pneumococciques, chez les enfants
surtout, les ponctions ont donné quelquefois des résultats
favorables. Aussi Netter, Cadet de Gassicourt, Breton,
conseillent-ils d'essayer deux ou trois ponctions dans ces
cas avant d'arriver à une intervention plus sérieuse.

Nous ne pouvons pas insister davantage sur ce point,
mais on peut dire que, dans la très grande majorité des
empyèmes, il faut intervenir d'emblée par une opération
sérieuse et complète, au lieu de perdre du temps précieux
avec les ponctions, qui conduisent à un échec presque
certain.

I. — AVANTAGES DE LA PLEUROTOMIE AVEC RÉSECTION COSTALE PRIMITIVE

Le but du traitement de l'empyème est, nous l'avons
dit, de donner issue complète à l'épanchement purulent et
d'assurer un bon drainage de la cavité pleurale. Pour
atteindre ce but, deux méthodes logiques et rationnelles
sont en présence : la pleurotomie simple et la résection
costale primitive. La première a donné d'excellents résultats dans la pleurésie purulente ; faut-il, malgré cela, lui
préférer la résection costale primitive comme le veulent
beaucoup de praticiens ? Elle lui serait supérieure à tous
les points de vue : drainage, évacuation immédiate, nombre et rapidité des guérisons.

Pour ces motifs, Gérhardt et Baginsky, d'abord, puis
Adam, Schulz, Aufrecht, Schède, Ziemssen, Berg, en
Allemagne ; Willard, Godlee, Gould, Morgan, Batten,

Sturges, Holst, Carl Beck, Stephen Paget, en Angleterre et en Amérique; Lucas-Championnière, Peyrot, Ferrier, Boisson, Broca, en France ; Gritti en Italie, Vargas à Barcelone, défendent et pratiquent la résection.

La résection costale primitive peut être absolument nécessaire ou simplement utile ; cela dépend de la largeur de l'espace intercostal.

Prenons le cas des anciens empyèmes :

a) Ces empyèmes sont habituellement compliqués de rétraction des parois thoraciques, les côtes sont plus ou moins rapprochées ; le rétrécissement de l'espace intercostal est assez prononcé pour que le bistouri ne puisse y facilement pénétrer. Du reste, il ne suffit pas d'inciser simplement la plèvre, il faut pouvoir y introduire un (ou deux) tube en caoutchouc de fort calibre, qui assurera l'écoulement libre des sécrétions pleurétiques. Mais un drainage suffisant est impossible si les côtes rapprochées compriment le tube ; la question de la résection costale primitive se pose. En pareilles circonstances, cette opération est absolument nécessaire, elle est autorisée même par ses adversaires, comme Morison, Chapmann, Cautley, Griffith.

b) Mais on peut discuter sur l'opportunité de la résection dans les empyèmes récents non compliqués de rétraction de la paroi thoracique. Ici encore, suivant les résectionistes, la pleurotomie simple doit céder la place à la résection costale primitive. Les arguments qu'ils invoquent en faveur de cette opération sont nombreux. Nous allons examiner les plus importants :

1° L'évacuation et le drainage sont mieux assurés ; 2° la guérison est plus sûre et plus rapide.

Dans les empyèmes récents, il est rare, surtout chez l'adulte, que l'espace intercostal ne donne pas une issue suffisante, ou à peu près, aux sécrétions purulentes.

Mais la résection partielle d'une côte ouvre une voie plus large vers l'abcès pleural. L'évacuation du pus est plus prompte et plus complète ; les grumeaux, les fausses membranes, en un mot, toutes les parties solides de l'exsudat, passent plus facilement à travers la large brèche osseuse que crée la résection costale primitive. L'exploration de la cavité pleurale (elle est dangereuse et rarement utile) et l'extraction de quelques paquets de fausses membranes sont facilement praticables.

La résection d'un fragment d'une côte permet d'introduire dans la plèvre de très gros tubes, qui sont indispensables pour bien drainer la cavité pleurale. Ces drains ne sont jamais exposés à la compression par les côtes voisines. Ils y fonctionnent bien.

Starke, Wagner, Kœnig, rapportent des cas où ils ont été obligés de pratiquer la résection quelques jours après la pleurotomie simple. Ils ont vu l'état du malade, qui était resté stationnaire, s'améliorer, et l'empyème marcher rapidement vers la guérison. Schede, Kœnig, Wagner, Komarevsky, admettent qu'il est toujours utile et préférable, chez l'adulte, d'avoir recours d'emblée à la résection costale primitive. Elle est d'un manuel presque aussi simple que la simple pleurotomie, et procure des avantages sérieux. Ils s'appuient sur les résultats thérapeutiques.

Les avantages de la résection sont surtout marqués chez l'enfant. Gérhardt et Baginsky s'en sont aperçus il y a longtemps. Les résectionnistes comme Willard, Godlee, Berg, Batlen, Paget, Sturges, Pitts, affirment que la résection est nécessaire chez l'enfant, parce que l'espace manque pour un bon drainage.

En effet, l'étroitesse de l'espace intercostal, ici, rend difficile le drainage de la cavité pleurale. Un drain de calibre suffisant n'y passe pas, ou s'il passe, se trouve rapidement écrasé (aplati) par les deux côtes voisines, et alors l'écoulement des liquides purulents est imparfait. De plus, le frottement et la pression prolongée du drain sur le périoste exposent ces côtes à la nécrose partielle. Ashby et Wright prétendent que l'introduction d'un drain dans l'espace intercostal de l'enfant nécessite l'usage de la pince dilatatrice pour écarter les côtes.

Voici ce que dit Cestan : « S'il fallait nous en rapporter seulement à ce que nous avons vu pendant notre séjour à l'hôpital Trousseau, nous dirions sans hésitation que la résection est toujours utile et presque nécessaire chez l'enfant, non pas tant pour introduire un drain de médiocre calibre, ce qui serait, à la rigueur, possible sans brèche osseuse, que pour établir un drainage large, facile et suffisant. »

Pour les adversaires de la résection costale primitive, ce sont là des conditions tout à fait exceptionnelles.

Simon n'a jamais eu recours à la résection, et néanmoins n'a jamais eu d'insuccès.

Comby, Cautley, Huber, Goutls, Wightemann, n'ont jamais manqué de place ; ils n'ont jamais eu de difficultés pour introduire un drain convenable dans l'espace intercostal de l'enfant. Huber prétend que, même chez les très petits enfants, l'espace est assez large pour pratiquer un drainage suffisant de la cavité pleurale. L'introduction d'un drain de 3/8 à 1/2 pouce y est possible.

A ce sujet, Paul Boncour s'exprime ainsi :

« Or, nous basant sur les faits qui sont relatés à la fin

de notre travail, nous voyons que la guérison est survenue aussi bien à la suite des cas traités sans résection
qu'à la suite de ceux où elle a été pratiquée. La guérison
a été complète dans le même laps de temps. Nous ne
voyons donc pas l'avantage d'imposer à un enfant une
intervention chirurgicale complète et nécessitant la chlo-
roformisation, puisqu'il est prouvé que la guérison ne
souffre pas d'une autre condition. La résection costale
primitive a été préconisée en vue de favoriser l'expulsion
complète du pus ; on met en avant le rapprochement des
côtes chez l'enfant pour légitimer cette façon d'agir. Or,
nous avons vu des empyèmes chez des enfants de tout
âge ; comme on peut s'en convaincre, chez tous, il a été
possible d'introduire un drain suffisamment volumineux
pour que le pus ait un libre accès au dehors. »

Pourtant, Cautley, opérant sur des enfants, fit trente-
trois fois la résection costale primitive et eut 18,2 0/0 de
mortalité ; trente-cinq fois, il eut recours à la pleurotomie
simple avec 20 0/0 de mortalité.

Même en admettant l'étroitesse de l'espace intercostal,
les adversaires de la résection ont mis en doute son effi-
cacité : les deux bouts de la côte se rapprochent, disent-
ils, et s'accolent à l'arc osseux voisin, de sorte que l'espace n'est pas augmenté. Sans bénéfice réel, on fait
inutilement une opération plus dangereuse et plus difficile que la simple pleurotomie, qui expose plus que cette
dernière à la pyohémie, aux hémorragies, à la nécrose
costale et aux déformations thoraciques. Aucune de ces
objections n'est sérieuse. La plupart des accidents qui
peuvent survenir au cours ou après la résection sont
imputables à la faute de l'opérateur et non au procédé
opératoire (hémorragies, accidents infectieux, etc.). Quant
aux dangers opératoires, nous n'avons qu'à donner les

chiffres de la mortalité, qui est de 11,7 0/0 pour la résection, et 15,6 0/0 pour l'incision simple.

La résection costale primitive est simplement un peu plus longue, plus douloureuse et nécessite presque toujours l'anesthésie générale ; mais tout cela n'est rien à côté des avantages qu'elle nous procure. Les déformations thoraciques constitueraient un grief plus sérieux si elles étaient plus fréquentes et plus prononcées à la suite de la résection primitive. Sur ce point, on possède quelques documents valables.

Hasting et Edwards ont examiné 24 opérés par la résection, depuis deux à sept ans après l'intervention. Pitts a revu 26 opérés, en moyenne de 31 mois après l'opération. Sur l'ensemble de ces 50 cas, les degrés suivants de déformation sont notés :

Scoliose : forte, 2 cas ; faible, 7 cas, soit 14 0/0 ; nulle, 41 cas, soit 82 0/0.

Déformations thoraciques : faible, 10 cas, soit 20 0/0 ; nulle, 40 cas, soit 80 0/0.

D'autre part, Poor relève 20 0/0 de déformations thoraciques après la pleurotomie simple, juste autant que dans la résection. On ne peut donc pas les invoquer pour rejeter cette dernière opération. Il faut remarquer, d'ailleurs, qu'ils s'atténuent et même disparaissent le plus souvent.

En présence des affirmations si contraires émises par des auteurs aussi compétents les uns que les autres sur cette question, il est impossible de conclure.

Voyons ce que disent les résultats thérapeutiques.

II. — Résultats

Nous allons nous occuper avant tout des résultats généraux de la résection costale primitive, puis nous les considérerons au point de vue de l'âge du malade, de la date de l'intervention, de l'influence des lavages et de la nature microbienne de l'épanchement.

Ces résultats seront comparés à ceux de la pleurotomie simple.

D'après les statistiques de divers auteurs, Cestan réunit 687 résections costales primitives, autant chez l'adulte que chez l'enfant.

Sur 687 opérations, il y a eu : 586 guérisons, soit 81 p. 100 ; 81 morts, soit 11,7 p. 100, et 20 insuccès, 3 p. 100.

Voici ces statistiques avec tous les détails et les noms de leurs auteurs :

Tableau.

Tableau I. — Résultats de la résection d'après les statistiques intégrales (1)

AUTEURS	TOTAL	GUÉRISONS		MORTS		FISTULES		DURÉE moyenne	OBSERVATIONS
		Total	0/0	Total	0/0	Total	0/0		
1° Adultes et Enfants									
Linden . . .	6	6	100	»	»	»	»	47 jours.	
Blajerewski	8	8	100						
Winter . .	12	9	74,9	1	8,3	2	16,6		
Raczinski.	33	25	75,7	8	24,2	»	»		
Runeberg.	9	7	78	»	»	2	22,2	88 »	1 lavage.
Id. . .	58	56	96,5	1	1,7	1	1,7	52 »	0 »
Kœnig. . .	76	63	82,5	10	13,1	3	3,9	69 »	0 »
Küster . . .	52	43	86,5	7	13,4	»	»		cas simples précoces.
Id.	15	7	46,6	5	38,3	3	20	»	tardifs.
Id.	25	15	60	6	24	4	16		cas avec fistules.
Id.	10	2	20	7	70	1	10		complicat. générales.
Id.	31	9	29,2	16	52	6	19,5		cas de tuberculose.
Doërfler . .	13	10	76,9	3	23	»	»	35 jours) 56 jours)	cas simples.
Id . . .	6	»	»	6	100	»	»		cas de tuberculose.
Carl Beck.	63	63	100	»	»	»	»	35 jours.	cas simples précoces.
Id. . .	35	33	94	»	»	2	6,9		» tardifs.
Id. . .	5	4	80	1	20	»	»		empyèmes doubles.
Id. . .	4	»	»	4	100	»	»		» putrides.
Id. . .	7	2	28,6	5	71,4	»	»		cas de tuberculose.
TOTAL². . .	380	332	87,3	35	9,2	13	3,4	49 jours pour les cas simples.	
2° Enfants									
Blacke . . .	6	5	83,3	1	16,6	»	»	19 jours.	1 émulsion iodoform.
Godlee . . .	19	18	91,3	1	5,7	»	»		
Schulz . . .	18	16	88,8	2	11,2	»	»	42 »	1 lavage.
Cautley. . .	33	27	81,9	6	18,1	»	»		
Batten. . . .	45	40	88,8	5	11,2	»	»	42 »	
Pitts. . . .	129	99	76,7	23	17,8	7	5,4		
Adam	28	17	60,8	10	35,7	1	3,5	36 à 119 j°	
K. Bowes. .	43	36	83,7	7	16,3	»	»	47 jours.	
Netter . . .	14	13	92,8	1	7,1	»	»	» »	0 ou 1 lavage.
TOTAL⁴ . .	307	251	82,7	46	11,9	7	1,4	49 jours 1/2 pour les cas simples.	

¹ Chez l'enfant. — ² Chez l'adulte.
³·⁴ Abstraction faite des cas compliqués de Küster-Doërfler, Carl Beck et Adam.

(1) Cestan. — Thérapeutique des empyèmes, page 215. 1898.

La statistique de Schède (1) sur les résultats de la résection costale primitive est très importante et nous intéressera particulièrement. Elle nous permettra de tirer des renseignements très utiles.

Cette statistique renferme 551 empyèmes simples, dont 458 métapneumoniques et 93 idiopatiques. Tous ces empyèmes ont été traités par la résection primitive.

Les 551 opérations ont fourni :

493 guérisons, soit 89,2 p. 100, et 58 morts, soit 10,8 pour 100.

Cette statistique est détaillée dans les deux tableaux suivants. Les résultats de la pleurotomie simple (du même auteur) y sont marqués.

_____

(1) La statistique entière de Schède renferme 694 cas. Pour avoir le pourcentage de la mortalité due à l'opération seulement, on en a éliminé les cas compliqués : métastatiques ou secondaires, et tuberculeux. La mortalité, très grande dans ces cas, n'est pas due à l'opération, mais à l'affection et aux complications préexistantes.

Tableaux.

Tableau II. — Empyèmes métapneumoniques (1)

INCISIONS ET RÉSECTIONS	TOTAL	GUÉRISONS		MORTS	
		Nombre	0 0	Nombre	0/0
Dans les 20 premiers jours					
Résections. . .	55	47	85,6	8	14,4
Incisions. . . .	8	4	50	4	50
Du 20ᵉ au 40ᵉ jour					
Résections. . .	114	102	89,5	12	10,5
Incisions. . . .	15	14	71,2	4	28,8
Du 41ᵉ au 60ᵉ jour					
Résections. . .	31	29	93,6	2	6,4
Incisions. . . .	2	2	100	0	0
Au-delà du 60ᵉ jour					
Résections. . .	258	229	88,8	29	11,2
Incisions. . . .	30	19	63,4	11	36,6
Total des résections .	458	407	91	41	8,9
Total des incisions. .	55	36	65,8	19	34,3

(1) D'après Cestan. Thérapeutique des empyèmes, 1898, p. 217.

Tableau III. – Empyèmes idiopathiques (1)

RÉSECTIONS ET INCISIONS	TOTAL.	GUÉRISONS		MORTS	
		Nombre	0/0	Nombre	0/0
Dans les 20 premiers jours					
Résections . . .	21	19	90,5	2	9,5
»	»	»	»	»	»
Du 21ᵉ au 40ᵉ jour					
Résections . . .	32	31	96,8	1	3,2
Incisions	5	4	80	1	20
Du 41ᵉ au 60ᵉ jour					
Résections . . .	15	15	100	0	0
Incisions	1	1	100	0	0
Au-delà du 60ᵉ jour					
Résections . . .	25	21	84	4	16
Incisions	2	2	100	0	0
Total des résections .	93	86	92,5	7	7,5
Total des incisions . .	8	7	87,5	1	12,5

(1) D'après Cestan. Thérapeutique des empyèmes, 1898, p. 218.

Les résultats de la résection d'après les statistiques intégrales confirment sensiblement ceux de Schède.

En examinant les statistiques, nous trouvons : 85,1 p. 100 de succès dans la série de Cestan (l'ensemble des statistiques du tableau A) et 89,2 p. 100 chez les opérés de Schède. Le chiffre de la mortalité dans la première est de 11.7 p. 100 ; il est de 10,8 d'après Schède.

Comme on le voit, les écarts sont presque négligeables, et, par leur concordance, ces statistiques sont dignes de confiance.

La statistique de Schède et la série de Cestan réunies donnent un ensemble de 1.238 résections primitives avec :

1.079 guérisons, 86,9 p. 100, et 139 morts, 11,3 p. 100 ; insuccès, 3 p. 100.

La durée moyenne du traitement, qui est marquée dans le tableau A, est de 49 jours.

Tels sont les résultats généraux de la résection costale primitive. Nous allons les comparer aux résultats de la pleurotomie simple.

Dans son livre, Cestan rapporte un total de 649 pleurotomies simples qui ont fourni :

501 guérisons, 77,1 p. 100 ; 101 morts, 15,6 p. 100, et 39 insuccès, 6 p. 100.

La durée moyenne du traitement est de 52 jours.

Ainsi, nous avons :

Pour la résection : guérisons, 86,9 p. 100, : morts, 11,3 pour 100.

Pour l'incision : guérisons, 77,1 p. 100 ; morts, 15,6 pour 100.

Durée du traitement : pour la résection, 49 jours ; pour l'incision, 52 jours.

Les résultats de Schède sont encore plus concluants (Voir tableaux II et III, p. 30-31).

Dans l'empyème méta-pneumonique, il eut :

Pour la résection, 91 p. 100 de guérisons et 8,9 p. 100 de morts.

Pour l'incision, 65 p. 100 de guérisons et 34,3 p. 100 de morts.

Dans l'empyème idiopatique :

Pour la résection, 92 p. 100 de guérisons et 7,5 p. 100 de morts.

Pour l'incision, 87,5 p. 100 de guérisons et 12,5 p. 100 de morts.

On le voit, comme nombre et comme rapidité des guérisons, les résultats de la résection primitive sont supérieurs à ceux de la pleurotomie simple. Les chiffres que nous venons de donner le prouvent suffisamment sans qu'on ait besoin d'insister davantage.

Voyons quel est l'influence de l'âge du malade.

Nous manquons de renseignements précis sur les résultats de la résection chez l'adulte. Les statistiques faites à ce sujet renferment un grand nombre d'opérations pratiquées sur l'enfant.

De l'ensemble des 687 résections primitives dont nous avons plus haut donné les résultats généraux (tableau I, p. 28), il faut extraire deux groupes.

L'un comprend 380 opérations pratiquées chez l'adulte et chez l'enfant (en petit nombre) avec :

332 guérisons, 87,3 p. 100, et 35 morts, 9,2 p. 100. La durée du traitement a été de 49 jours en moyenne.

L'autre groupe renferme 307 opérations pratiquées chez l'enfant seulement, qui ont donné :

254 guérisons, 81,7 p. 100 ; 46 morts, 14,9 p. 100, et 7 insuccès, 2,4 p. 100.

La durée du traitement est en moyenne de 42 jours.

3

La guérison paraît plus fréquente chez l'adulte, mais elle est un peu plus rapide chez l'enfant.

D'autre part, 589 pleurotomies simples pratiquées chez l'enfant seulement ont fourni :

446 guérisons, 75,7 0/0 ; 97 morts, 16,3 0/0 et 36 insuccès, 6,4 0/0. Durée moyenne du traitement, 59 jours.

Chez les enfants en général (de tout âge), la supériorité est pour la résection costale primitive.

Au-dessous de 4 ans, cette opération est beaucoup plus grave.

Sur 28 opérations, Batten compte 20 guérisons et 8 morts, soit 28 0/0. Mais, en retranchant de ce chiffre les trois morts dues à la diphtérie et à la péritonite, il reste, sur 28 résections, seulement 3 morts, soit 17,8 0/0. Les statistiques de Cautley et Pitts donnent, sur 31 cas au-dessous de 4 ans : 11 morts, soit 35,2 0/0.

La gravité de la résection chez les petits enfants est supérieure à la gravité générale de l'enfant (qui est de 14,9 0/0), mais elle n'est pas plus grande que celle de la pleurotomie simple en pareil cas (48 0/0 d'après Cestan).

Au résumé :

La pleurotomie avec résection costale primitive doit être préférée à la pleurotomie simple. Elle lui est supérieure comme nombre et comme rapidité des guérisons, ses avantages sont plus marqués chez l'enfant. Pour s'en convaincre, il suffit de se rapporter aux résultats obtenus.

En voici le résumé (1) :

---

(1) Cestan. — Thérapeutique des empyèmes, 1898, p. 228.

Tableau.

PLEUROTOMIE	Résultats généraux pour 0/0				Chez l'enfant pour 0/0				Chez les enfants au-dessous de 4 ans — Mortalité
	Guérisons	Morts	Insuccès	Durée moyenne	Guérisons	Morts	Insuccès	Durée moyenne	
Résection. .	86,9	11,3	3	49	82,7	14,9	2,4	42	35,2 0/0
Incision. . .	77,1	15,6	6	52	75,7	16,3	6,4	50	48 0,0

Voici les résultats de Schède seulement :

			Guéris 0/0	Morts 0/0
Empyèmes métapneumoniques	{	Résection.	91	8,9
		Incision. .	65,8	34,3
Empyèmes idiopathiques . . .	{	Résection.	92,5	7,5
		Incision. .	87,5	12,5

Influence de la nature microbienne de l'épanchement

a) Dans les empyèmes pneumococciques, qui sont particulièrement fréquents chez l'enfant, la résection costale primitive a fourni les meilleurs résultats.

La statistique de Schède donne 91 0/0 de succès pour cette variété. D'autre part, Paul Boncour a eu, sur 7 opérations, 7 succès. Kümmel a eu 20 succès sur 20 résections ; Netter 14 sur 15, et Schütz 13 sur 15.

b) En second lieu, sont les empyèmes streptococciques et staphylococciques (et putrides). Nous n'avons pas de documents suffisants ence qui touche la résection dans ces empyèmes.

Hottinger a eu, sur 8 pleurésies streptococciques, 3 morts.

D'après les résultats généraux fournis par la résection chez l'adulte, où la fréquence de la pleurésie streptococcique est de 41 à 53 0/0 (Netter), on peut supposer que les résultats, pour cette variété, sont encore très favorables.

c) En dernier lieu, vient l'empyème tuberculeux. Ici, la résection a donné de très médiocres résultats.

Les statistiques donnent une mortalité très élevée, variant de 50 à 70 0/0. Vu cette mortalité, certains auteurs s'abstiennent de toute intervention opératoire sérieuse et se bornent simplement aux traitements palliatifs (ponctions). Schède, Payrot, Küster, Cestan, ne sont pas du même avis.

La gravité de la résection dans l'empyème tuberculeux provient principalement des lésions tuberculeuses pulmonaires. Si le poumon est peu atteint, l'empyème récent, et le malade encore vigoureux, il faut, sans tarder, intervenir par la résection costale primitive. Elle n'est contre-indiquée que lorsque existent des lésions pulmonaires étendues ou des complications générales qui compromettent sérieusement l'état du malade. Dans ces conditions, l'opéré est exposé à succomber rapidement après l'opération. C'est une contre-indication applicable à toutes les variétés.

Influence de la date à laquelle l'opération est pratiquée

Voici les documents :

Carl Beck, sur 63 résections précoces, a eu 63 succès p. 100.

Sur 35 tardives, il a eu 33 guérisons, 94 p. 100.

Kuster sur 55 résections pratiquées les six premières semaines, a eu 45 guérisons, 86,5 p. 100, et 7 morts, 13,4 p. 100; 3 malades ont été perdus de vue; 15 empyèmes opérés tardivement ont fourni 7 guérisons, 46,6 p. 100 et 5 morts, 33,3 p. 100 (3 améliorations).

Le même auteur a observé les résultats suivants dans l'empyème tuberculeux. Sur 9 résections précoces, 6 guérisons, 55,5 p. 100 ; 3 morts, 33,3 p. 100, et 1 fistule, 11,1 p. 100. Sur 22 opérations tardives : 4 guérisons, 18,16 p. 100; 13 morts, 59, p. 100; 5 fistules, 22,7 p. 100.

La statistique de Schède nous fournit des renseignements plus précis :

Dans les 20 premiers jours, il y a 83,6 p. 100 de succès.

Du 21ᵉ au 40ᵉ jour, il y a 89,2 p. 100 de succès.

Du 41ᵉ au 60ᵉ jour, il y a 95,8 p. 100 de succès.

Au-delà du 60ᵉ jour, il y a 84,4 p. 100 de succès.

L'avantage reste aux résections pratiquées du 40ᵉ au 60ᵉ jour. On peut observer, avec Netter, que la mortalité plus grande des résections très précoces ne provient pas de l'acte opératoire, mais de l'affection elle-même et des complications générales ou locales. Si l'opportunité des interventions très précoces est discutable, certainement il faut éviter les opérations tardives.

Influence des lavages

Autrefois, les lavages répétés de la plèvre au cours du traitement consécutif étaient considérés comme devant nécessairement faire partie de la thérapeutique de l'empyème, et on recommandait des lavages fréquents de la plèvre tant que l'écoulement n'est pas franchement séreux. Aujourd'hui, la majorité reconnaît que les lavages sont non seulement inutiles, mais encore nuisibles.

Ils sont nuisibles surtout par leur action mécanique ; le courant liquide inflige à la plèvre des heurts capables de détruire les adhérences bienfaisantes, d'entraver la cicatrisation de la cavité suppurante et d'empêcher l'expansion du poumon.

Ils sont nuisibles aussi au point de vue chimique puisque le liquide employé est irritant et caustique s'il veut être efficace. En un mot, les lavages de la plèvre troublent les phénomènes de la réparation et retardent la guérison de l'empyème.

Les mêmes reproches ne peuvent pas être adressés au lavage unique post-opératoire immédiat, ces phénomènes n'étant pas encore apparus.

Voyons ce que dit la pratique.

Une des plus importantes sur ce sujet est celle de Runeberg. En douze ans, à la clinique de Helsingfors, cet auteur a observé 105 empyèmes (traités tous par la résection), dont 18 compliqués et 87 simples.

Les 87 empyèmes comprennent trois groupes :

I. — Groupe contenant 20 cas, des lavages multiples ont été faits :

6 guérisons. . . . 30 0/0
5 morts 45 0/0
9 fistules 25 0/0

Durée moyenne du traitement : 111 jours.

II. — Groupe contenant 9 cas avec un seul lavage immédiat :

7 guérisons. . . . 78 0/0
Pas de mort . . . »
2 fistules. 22 0/0

Durée du traitement : 88 jours.

III. — Groupe contenant 58 cas sans aucun lavage :

56 guérisons 96,5 0/0
1 mort (d'érysipèle) . »
1 fistule 1,7 0/0

Durée du traitement : 52 jours.

Soit :

Pour la résection avec lavages multiples : 30 0/0 de guérisons en 111 jours ;

Pour la résection avec lavage unique : 78 0/0 de guérisons en 88 jours ;

Pour la résection sans aucun lavage : 96 0/0 de guérisons en 52 jours.

La statistique de Runeberg est donc contre tout lavage de la plèvre. Ils diminuent le nombre des succès et retardent considérablement la guérison de l'empyème.

Sur un ensemble de 187 résections costales primitives, Cestan rapporte les résultats suivants :

I. — 35 résections avec un seul lavage immédiat ont donné 85,5 0/0 de guérisons en 39 jours.

II. — 152 résections, sans aucun lavage de la plèvre avec 88,6 0/0 de guérisons en 52 jours.

Ces résultats concordent presque avec ceux de Schède et Bouvaret (que nous ne donnons pas). Toutes les statistiques publiées jusqu'à présent sont contre la pratique des lavages fréquents de la plèvre, et les chiffres que nous avons donnés montrent combien ils sont nuisibles et dangereux.

Il faut s'en abstenir dans les cas simples et les réserver aux pleurésies putrides, lorsque la fièvre persiste ; aux grandes cavités qui se vident mal, lorsque le pus est riche en parties solides (grumeaux et fausses membranes).

L'opportunité du lavage unique immédiat est discutable. Les résultats ne s'accordent pas sur ce point, mais Runeberg, Schède, Kœnig et Cestan le jugent inutile, et leur autorité suffit pour nous convaincre.

CONCLUSIONS

La résection costale primitive est toujours utile et préférable à la pleurotomie simple dans les empyèmes récents non compliqués de rétrécissement de l'espace intercostal ; chez l'adulte comme chez l'enfant.

Elle est nécessaire dans les empyèmes compliqués de rétraction thoracique.

C'est le traitement de choix de la pleurésie purulente, celui qui donne les résultats les meilleurs et les plus rapides.

Dans tous les cas, il est avantageux d'avoir recours à la pleurotomie avec résection costale primitive sans lavages répétés de la plèvre.

CHAPITRE IV

OBSERVATIONS

Observation première

(Personnelle)

Pleurésie purulente droite. — Pleurotomie avec résection costale
primitive. — Guérison

Le nommé F. Delmas... originaire de Montpellier, âgé
de 31 ans, conducteur aux tramways électriques, entre, le
2 septembre 1900, à l'Hôpital Suburbain, salle Bouisson
n° 32 (service de M. le professeur Tédenat).

Antécédents héréditaires. — Père âgé de 81 ans et
deux frères bien portants ; mère morte ; on ne peut pas
spécifier de quoi.

Antécédents personnels. — Il a eu une fièvre typhoïde à
l'âge de 16 ans. En 1899, pneumonie double, suivie de
pleurésie. Le malade s'enrhume facilement.

Maladie actuelle. — La maladie a débuté brusquement.
Il était en pleine santé, lorsqu'en 1899, il fut pris de violentes douleurs du côté droit et à la base de la poitrine,
accompagnées d'une toux sèche et pénible. Il attribue
son mal à un refroidissement survenu pendant une nuit
orageuse, alors qu'il arrangeait les fils électriques. Il se
mit au lit. Le 23 septembre, on lui applique un vésicatoire ;

deux ou trois jours après, on en pose un second. Plusieurs badigeonnages à la teinture d'iode ont été faits.

Au mois d'octobre, sans être complètement guéri, F. Delmas reprend son travail, mais un mois après il retombe malade et garde le lit pendant trois semaines. Depuis cette époque, il n'a jamais été bien portant : de temps en temps, il est obligé d'interrompre son travail pendant 10 ou 15 jours.

Au mois de juillet 1900, les douleurs violentes reparaissent et surviennent par crises de plus en plus fréquentes. Son état général devient très mauvais. Le malade maigrit beaucoup, l'appétit diminue, il tousse et crache en blanc, la fièvre est vive. Enfin, voyant que son état ne s'améliore pas, F. Delmas rentre à l'Hôpital Suburbain le 2 septembre 1900.

Une consultation eut lieu entre MM. L. Imbert et Rauzier, agrégés.

A son entrée, le malade est abattu et souffre beaucoup, il est très maigre et pâle. Il a de la dyspnée assez marquée. La température est de 38°8 le soir.

L'examen du malade dénote un léger aplatissement du côté droit du thorax et en avant. On constate la disparition des vibrations thoraciques et de la matité complète dans la moitié inférieure, du murmure vésiculaire et un souffle, mais pas d'égophonie ni de pectoriloquie aphone. Pas de fistule. Rien à gauche.

M. Imbert a proposé l'intervention, qui fut immédiatement acceptée. L'opération a eu lieu le 5 septembre. Anesthésie générale.

M. L. Imbert fait une incision de 8 centimètres sur le trajet de la 8ᵐᵉ côte du côté droit, son milieu répond à la ligne axillaire postérieure. Puis, après avoir dénudé cette côte sur une étendue de 5 centimètres, il en résèque, au

costotome, un fragment de 1 centimètres à 1 centim. 1/2.
L'ouverture ainsi obtenue permet d'inciser la plèvre, et
l'on voit alors sortir un flot de pus verdâtre, au milieu
duquel flottent de fausses membranes larges et épaisses et
des grumeaux. Pour rendre l'évacuation complète, on fait
un lavage immédiat à l'acide borique. On met alors deux
drains de gros calibre, d'une longueur de 6 centimètres
environ.

Pansement iodoformé. Ouate. Bandage de corps.

A partir de ce moment, on fait un pansement tous les
deux ou trois jours.

Après l'opération, le malade est très soulagé, la respiration est meilleure. Des quintes de toux pénible le se-
couent de temps en temps. La température est de 38°4 le
soir ; le pouls, 95.

Le 6 septembre, il se sent bien. La température est de
36°7 le matin et 37°9 le soir. Le lendemain (7 septembre)
elle tombe complètement : 36°5 le matin et 36°9 le soir.
Le pansement est traversé par le pus, on le change.

Les jours suivants, la température reste au-dessous de
37. Le facies du malade est meilleur; il respire facilement et sans douleur.

Le 10 septembre, la fièvre reparaît : température M.,
37° ; température S., 38°8. M. Imbert ordonne des lavages
de la plèvre tous les deux jours.

Le 11. — T. M. : 36°5; T. S. : 38°8. Lavage, pansement.
Le 12. — T. M. : 36°6; T. S. : 37°3.
Le 13. — T. M. : 36°3; T. S. : 37°8. Lavage, pansement.
Le 14. — T. M. : 36°2; T. S. : 36°8.
Le 15. — T. M. : 36°5; T. S. : 36°8.

A partir de cette époque, la température reste au-dessous de 37. La fièvre n'a plus reparu. L'état du malade

s'améliore rapidement. Son appétit est revenu. Il ne tousse plus, dort bien et demande à se lever.

Le 20 septembre, l'écoulement pleural a beaucoup diminué. Le malade se lève.

Le 2 octobre, il a un peu engraissé. On enlève l'un des tubes.

Le 4 octobre, la plaie coule à peine.

Le 7, la suppuration étant nulle, on supprime l'autre drain.

Le 13 octobre, le malade sort de l'hôpital après 38 jours de traitement.

Remarque : 15 ou 20 jours après sa sortie de l'hôpital, nous l'avons rencontré et interrogé sur son état. Il nous a déclaré être complètement guéri et avoir repris son travail. Bref, la guérison a été complète.

Observation II

(Personnelle)

Pleurésie purulente du côté gauche. — Pleurotomie avec résection primitive.— En voie de guérison.

M... Menjot, originaire de Montpellier, âgé de 20 ans, peintre, entre, le 15 février 1901, à l'Hôpital Suburbain, salle Delpech, dans le service de M. le professeur Forgue.

Antécédents héréditaires. – Sans grande importance.

Antécédents personnels. — A l'âge de 18 mois, il a eu la petite vérole et plus tard le croup. Depuis, il n'a jamais été malade.

Maladie actuelle. — Le début de la maladie a été lent et progressif.

Il y a 4 mois environ, vers le mois d'octobre 1900, à la suite d'un refroidissement, il fut pris d'un point de côté à gauche, peu violent au début, avec de la toux, sans expectoration. Pendant les jours suivants, son état s'aggrava progressivement, il eut, trois à quatre fois par jour, des frissons, la respiration devint fréquente et pénible, la fièvre assez vive. On lui appliqua successivement une dizaine d'emplâtres sans que le malade ait éprouvé aucun soulagement.

Quinze jours après le début de son mal, le malade consulta M. le professeur Ducamp, qui diagnostique une pleurésie gauche et juge urgente une ponction thoracique. La ponction fut pratiquée le soir même, et donna un litre de sérosité jaunâtre. Une amélioration s'ensuit pendant 15 ou 20 jours, après quoi les symptômes que nous venons de décrire reparurent. On fit une seconde ponction avec laquelle on retira 3/4 de litre de sérosité. Une nouvelle amélioration survint après cette ponction, mais le malade ne se rétablit jamais complètement. Il continuait de souffrir de temps en temps de son point de côté, son appétit diminuait, il maigrissait de plus en plus, suait un peu la nuit et toussait. Tous les soirs, il avait de la fièvre. Finalement, il dut cesser toute espèce de travail et fut obligé de garder constamment le lit.

Huit jours avant d'entrer à l'hôpital, le médecin qui le soignait en ville lui fit une troisième ponction, qui fournit cette fois-ci un litre de pus. La pleurésie était devenue purulente.

Le 15 février 1901, il entre à l'Hôpital Suburbain, où nous l'avons vu. Il est maigre, sa peau présente une teinte pâle. Il a de la dyspnée, tousse beaucoup.

La température est de 39° le soir.

L'examen du thorax donne les renseignements suivants:

A l'inspection, la paroi thoracique paraît normale. A la palpation, on constate l'abolition des vibrations thoraciques à la base gauche.

La percussion révèle de la matité complète au même point. A l'auscultation, on trouve un souffle et on ne perçoit pas le murmure vésiculaire.

Le côté droit est sain.

Le 18 février. M. Imbert a pratiqué la résection primitive. Incision au niveau de la 9e côte du côté gauche, sur la ligne axillaire postérieure. Dénudation sous-périostée de cette côte. Résection au costotome d'un fragment de 4 cm. Incision large de la plèvre. Après la sortie complète du pus, on introduit deux très gros drains dans la cavité pleurale. Pansement iodoformé. Bandage.

Le 19 février, la température tombe à 37°. Le malade respire mieux et se sent bien.

Le 20 février, elle s'élève à 38·3 le soir : l'écoulement est très abondant, le pansement est entièrement traversé. Il est renouvelé.

Le 21. — T. M. : 37°7 ; T. S. : 37°8.

Le 22. — T. M. : 37°1 ; T. S. : 39°6. A cause de cette élévation, on ordonne des lavages tous les deux jours, pansement.

Le 23. — T. M. : 37°5 ; T. S. : 38°8.

Le 24. — T. M. : 37°9 ; T. S. ; 38°4. Lavage et pansement.

Le 25. — T. M. : 37°2 ; T. S. : 38°1.

Le 26. — T. M. : 37°4 ; T. S. : 38°. Lavage et pansement.

Le 27. — T. M. : 37°2 ; T. S. : 39°2.

Le 28. — T.M. : 38° ; T.S. : 38°5. Lavage et pansement.

L'écoulement est toujours très abondant, mais moins que les premiers jours. L'état général est satisfaisant. L'appétit revient.

Pendant un mois à peu près, la température reste au-dessus de 38° le soir. Les sécrétions pleurales diminuent progressivement.

Le 23 mars, la température commence à baisser.

Le 28 mars. — T. M., 37° ; T. S., 37°5. Les jours suivants, elle s'y maintient. L'état général est très bon. L'écoulement très peu abondant.

Le traitement continue.

Vu et permis d'imprimer:

Montpellier, le 26 Avril 1901.

Le Recteur,

Ant. BENOIST.

Vu et approuvé :

Montpellier, le 26 Avril 1901.

Le Doyen,

MAIRET.

INDEX BIBLIOGRAPHIQUE

CESTAN. — Thérapeutique des empyèmes. Paris, 1898.

BOUVERET. — Traité de l'empyème. Paris, 1888.

PEYROT. — Etude expérimentale et clinique sur la pleurotomie. Thèse de Paris, 1876.

KOENIG. — Traité de pathologie chirurgicale spéciale. Paris, 1888.

BECK. — Empyème. Son traitement chirurgical. *Pan. Amer. med. congr.*, septembre 1893.

GUY. — Thèse de Montpellier, 1890.

PAUL BONCOUR (Georges). — Considérations cliniques et thérapeutiques sur les pleurésies purulentes de l'enfance. Thèse de Paris, 1896.

FORGUE et RECLUS. — Traité de thérapeutique chirurgicale, 1892.

DUPLAY et RECLUS. — Traité de chirurgie.

BAGINSKY. — *Bulletin Médical*, 1892.

BRETON. — *Revue des maladies de l'enfance*, 1892.

CADET DE GASSICOURT. — *Rev. des mal. de l'enf.*, 1892.

CAUTLEY. — Empyème chez l'enfant. *London medical Soc.*, 28 janvier 1895.

COMBY. — *Société médicale des hôpitaux*, 3 avril 1891.

HASTINGS et EDWARDS. — *The Lancet*, 20 août 1892.

MORISON. — Empyème chez les enfants. *The Lancet*, sept. 1894.

NETTER. — Pleurésie purulente à pneumocoques sans pneumonie. *Bulletin de la Société anatomique*, 1887.

— *Société médicale des hôpitaux*, 1889.

— Nouveau traité de médecine, art. *Broncho-pneumonie*.

SCHÜTZ. — *Bulletin Médical*, 20 janvier 1894.

SIMON. — Pleurésies putrides chez l'enfant. Th. de Paris, 1894.

VARGAS. — Empyème des enfants. *Congrès de pédiatrie et d'obstétrique*, Bordeaux, 1895.

HASTINGS et EDWARDS. — *The Lancet*, 20 octobre 1892, t. II, p. 414.

SCHEDE. — *Handbuch der speciellen Ther. inner. Krankheiten.*

PITTS. — *The Lancet*, 14 octobre 1893, t. II, p. 917.

LINDENBAUM et KOMAREWSKY. — 3ᵉ Congrès des médecins russes. Saint-Pétersbourg, 1889.

BATTEN. — *The Lancet*, 2 juin 1894, p. 1368.

SCHÜTZ. — Assoc. méd. de Hambourg, 1894.

LUCAS-CHAMPIONNIÈRE. — *Ibidem*, 1884, p. 693.

FERRIER. — *Mercredi-Médical*, 9 janvier 1895, p. 15.

BOISSON. — *Arch. de méd. milit.*, 1895, t. I, p. 54.

KŒNIG. — *Berliner Klin. Woch.*, 9 mars 1891, p. 251.

ASHBY et WRIGHT. — *Diseases of children*, 2ᵉ édit., p. 225.

HUBER. — *The Arch. of Pædiatrics*, 1893, p. 850.

STEPHEN PAGET. — *The Lancet*, 1895.

GRIFFITH. — *Medical Chronicle*, 1889.

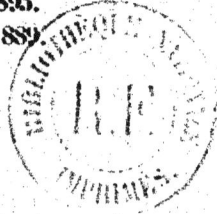

SERMENT

En présence des Maîtres de cette École, de mes chers condisciples, et devant l'effigie d'Hippocrate, je promets et je jure, au nom de l'Être suprême, d'être fidèle aux lois de l'honneur et de la probité dans l'exercice de la Médecine. Je donnerai mes soins gratuits à l'indigent, et n'exigerai jamais un salaire au-dessus de mon travail. Admis dans l'intérieur des maisons, mes yeux ne verront pas ce qui s'y passe ; ma langue taira les secrets qui me seront confiés, et mon état ne servira pas à corrompre les mœurs ni à favoriser le crime. Respectueux et reconnaissant envers mes Maîtres, je rendrai à leurs enfants l'instruction que j'ai reçue de leurs pères.

Que les hommes m'accordent leur estime si je suis fidèle à mes promesses ! Que je sois couvert d'opprobre et méprisé de mes confrères si j'y manque !

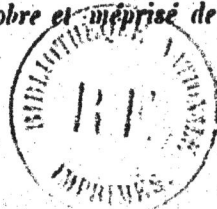

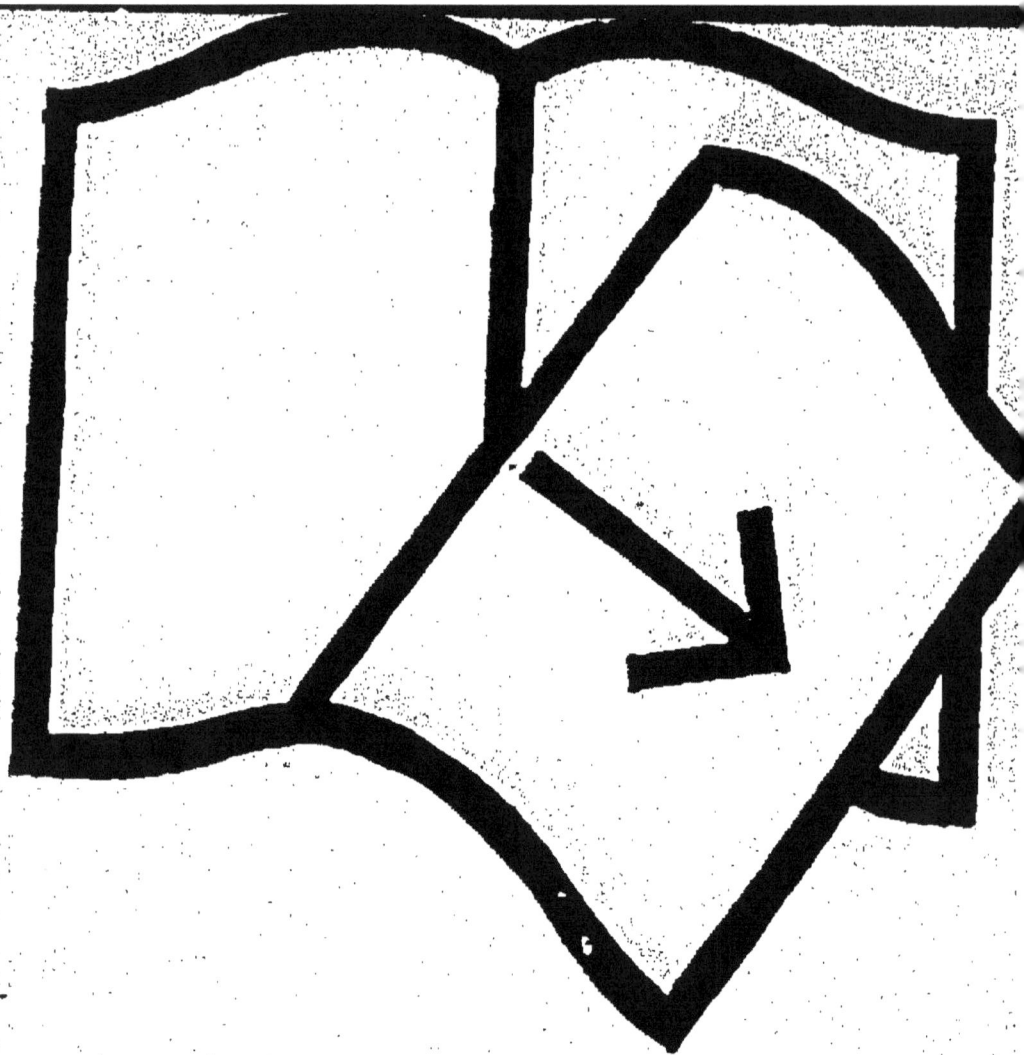

Documents manquants (pages, cahiers...)
NF Z 43-120-13

www.ingramcontent.com/pod-product-compliance
Lightning Source LLC
Chambersburg PA
CBHW050533210326
41520CB00012B/2557